Thomas Makwinja

Avaliação da durabilidade das redes mosquiteiras tratadas com inseticida de longa duração (REMILDs)

Thomas Makwinja

Avaliação da durabilidade das redes mosquiteiras tratadas com inseticida de longa duração (REMILDs)

ScienciaScripts

Imprint
Any brand names and product names mentioned in this book are subject to trademark, brand or patent protection and are trademarks or registered trademarks of their respective holders. The use of brand names, product names, common names, trade names, product descriptions etc. even without a particular marking in this work is in no way to be construed to mean that such names may be regarded as unrestricted in respect of trademark and brand protection legislation and could thus be used by anyone.

Cover image: www.ingimage.com

This book is a translation from the original published under ISBN 978-620-2-31505-0.

Publisher:
Sciencia Scripts
is a trademark of
Dodo Books Indian Ocean Ltd. and OmniScriptum S.R.L publishing group

120 High Road, East Finchley, London, N2 9ED, United Kingdom
Str. Armeneasca 28/1, office 1, Chisinau MD-2012, Republic of Moldova, Europe
Printed at: see last page
ISBN: 978-620-8-05938-5

AGRADECIMENTOS

Gostaria de agradecer sinceramente à Dra. Gertrude T. Chapotera e à Sra. Esther Mweso pelo seu apoio neste estudo na sua qualidade de supervisoras académicas e supervisoras no local de trabalho, respetivamente. Os seus comentários críticos, desde o desenvolvimento da proposta até à realização do estudo, foram valiosos. Um agradecimento especial ao Sr. Hambeck Bendulo e ao Sr. Orton Maseko que me encorajaram durante todo o estudo. Os meus agradecimentos vão também para o Gestor do Projeto Concern Universal LLIN, o Ministério da Saúde (MOH), o Gabinete de Saúde do Distrito de Ntcheu (DHO), os Coordenadores Distritais da Malária, o Oficial Distrital de Saúde Ambiental (DEHO) e os Assistentes de Vigilância Sanitária (HSAs) por terem disponibilizado o seu tempo durante o período de avaliação. O autor está muito grato ao Sr. Godfrey Lipemba, à Sra. Charity Gunde, ao Sr. Wellington Chafulumila e ao Sr. Hambeck Bendulo pelo seu incansável apoio na recolha de dados e à Sra. Pemphero Kutsala pela sua ajuda na introdução de dados.

RESUMO

Antecedentes: A utilização de redes mosquiteiras tratadas com inseticida de longa duração (REMILD) é uma das estratégias mais importantes para a profilaxia da malária recomendada pela Organização Mundial de Saúde (OMS). Os MILDA têm uma vida útil estimada em três anos. Este estudo apresenta os resultados de um inquérito transversal que examina a durabilidade dos MILDA distribuídos na região de Makwangwala, no distrito de Ntcheu, no Malavi, a fim de compreender até que ponto os mosquiteiros tratados com inseticida ou MILDA são duráveis em condições de campo.

Métodos: O estudo foi um levantamento transversal de REMILDs em agregados familiares em Makwangwala no distrito de Ntcheu. A recolha de dados teve lugar em julho de 2016, três anos após a distribuição dos mosquiteiros. Quatrocentos agregados familiares foram selecionados aleatoriamente e incluídos no estudo para monitorizar a durabilidade dos mosquiteiros. Foram avaliados dois indicadores de durabilidade: 1) o tempo de sobrevivência, que mediu o número de REMILDs que permaneceram nos agregados familiares selecionados para a utilização prevista, e 2) a integridade do tecido, que foi uma medida do estado físico dos mosquiteiros analisados. Para determinar o estado das malhas na zona de estudo, foi calculado um índice proporcional de furos (pHI) e comparado com o índice ponderado de furos validado pela OMS. Quanto mais elevado for o pHI, mais fraca é a qualidade do mosquiteiro.

Resultados: O estudo concluiu que, três anos após a distribuição, 49% das redes sobreviveram. Destes, 66,5% estavam em bom estado, enquanto 15,2% eram reparáveis. Isto significa que 81,7% dos mosquiteiros eram utilizáveis e, portanto, ofereciam proteção potencial contra a infeção por malária. 70,3% dos inquiridos declararam ter usado um MILDA na noite anterior ao inquérito. No entanto, ao analisar o pHI, o índice médio de orifícios era de 809,3, acima do limiar de 768 da OMS, o que significa que metade dos mosquiteiros eram utilizáveis. Os factores que levaram à perda dos MILDA incluíram o desgaste e os danos físicos (72,1%), o roubo (3,4%), a transferência para terceiros (13,3%), a venda (0,3%) e a utilização para outros fins (2,7%). As limitações incluem: Problemas com a recordação, dificuldade em medir corretamente os orifícios e o momento da recolha de dados quando os mosquitos estão em baixo, o que resulta numa baixa utilização dos mosquiteiros.

Conclusões: Uma vez que apenas metade (taxa de sobrevivência = 49%) dos MILDAs permaneceu na comunidade após a distribuição da rede, a cobertura universal de MILDAs nos agregados familiares foi posta em causa. Além disso, os mosquiteiros sobreviventes estavam em boas condições físicas, pelo que foram considerados úteis. Alguns mosquiteiros sobreviventes (18,3%) tiveram de ser substituídos após três anos de utilização. Por conseguinte, este estudo recomenda que os fabricantes considerem a possibilidade de reforçar os pontos fracos, como a parte inferior do fundo e as costuras, como parte das medidas de promoção da saúde para melhorar a utilização e a manutenção das redes.

Glossário de termos

Acesso universal: Toda a população dorme sob um MILDA, com um MILDA para cada duas pessoas.

Taxa de sobrevivência: é a proporção de redes distribuídas que ainda são adequadas para a utilização pretendida no

Agregados familiares para os quais foram transferidos após um determinado período de tempo, por exemplo, 3 anos neste caso.

Rotatividade: A proporção de MILDAs recebidos anteriormente que já não estão disponíveis.

Abreviaturas

AMF	Against Malaria Foundation
CI	Confidence Interval
CU	Concern Universal
COMREC	College of Medicine Research Ethics Committee
DEHO	District Environmental Health Officer
DEC	District Executive Committee
DHMT	District Health Management Team
DHO	District Health Office
HSA	Health Surveillance Assistant.
IBM	International Business Machines
ITNs	Insecticide treated bed nets
LLINs	Long-lasting insecticidal nets
MIS	Multiple Indicator Survey
MoH	Ministry of Health
MSP	Malaria Strategy Plan
NGO	Non-Governmental Organisation
NMCP	National Malaria Control Programme
pHI	Proportionate Hole Index
SPSS	Statistics Package for Social Scientists
TAs	Traditional Authority
VH	Village Headman
WHO	World Health Organisation

CAPÍTULO 1 INTRODUÇÃO

A malária continua a ser uma causa importante de morbilidade e mortalidade em todo o mundo. Em 2015, foram registados cerca de 214 milhões de casos de malária e 438 000 mortes relacionadas com a malária em todo o mundo. (1) A África Subsariana é a mais atingida, sendo responsável por 88% de todos os casos de malária e 90% de todas as mortes relacionadas com a malária.(1) Além disso, a malária consome até 40% das despesas de saúde pública nos países pobres, com um custo anual estimado em 12 mil milhões de dólares em África em termos de perda de produto interno bruto (PIB).(1,2) O paludismo é endémico no Malavi, com uma estimativa de 6 milhões de casos por ano(2) , e é uma das principais causas de morte de crianças com menos de cinco anos no Malavi.(3) Quarenta por cento (40%) de todas as hospitalizações de crianças com menos de cinco anos e 30% de todas as consultas externas em todos os grupos etários. De acordo com o Malawi Malaria Indicator Survey (3), a prevalência de parasitas da malária em crianças com menos de cinco anos era de 33% (microscopia) em todo o país em 2014.

Os mosquiteiros tratados com inseticida (MTI) provaram ser eficazes na prevenção da malária. Graças aos progressos tecnológicos, os MTI de longa duração, ou seja, os mosquiteiros tratados com inseticida de longa duração (LLIN), são atualmente recomendados para os programas nacionais de luta contra a malária. Os mosquiteiros tratados com inseticida de longa duração desempenham um papel importante na prevenção e no controlo de doenças transmitidas por vectores, como a malária florestal, como demonstrou um estudo recente realizado por Hill no Camboja. J et al.(4) A eficácia dos MTI foi demonstrada contra vários outros vectores envolvidos na transmissão de doenças como a leishmaniose, a encefalite japonesa, a filariose linfática, a doença de Chaga e a malária.(5) No Malavi, um estudo de coorte realizado em Liwonde por Lindblade et al. (6) sobre a eficácia dos mosquiteiros tratados com inseticida na prevenção da malária numa zona com resistência moderada aos piretróides revelou que a incidência da malária diminuiu 60% em comparação com as crianças que não utilizavam mosquiteiros e as crianças que viviam em agregados familiares com o menor número de mosquiteiros.
300 m tinham quase o dobro da probabilidade de contrair paludismo do que as crianças que viviam com a maior densidade de MTI(6). Do mesmo modo, um estudo realizado por Rehman no Malavi sobre o impacto epidemiológico dos mosquiteiros observou uma modesta diminuição da prevalência da malária de 54% para 46%(7).

A OMS recomenda a utilização de mosquiteiros tratados com inseticida em todos os agregados familiares em zonas endémicas, com um mosquiteiro tratado com inseticida por cada duas pessoas num agregado familiar, arredondado para um mosquiteiro por 1,8 pessoas para efeitos de aquisição.(5) De acordo com o Net Mapping Project, foram distribuídos 70 milhões de MILDA na África Subsariana em 2012, ou seja, metade do objetivo anual de 150 milhões.(8) A percentagem da população que dorme sob um MTI aumentou de menos de 2 % em 2000 para cerca de 55 % em 2015 (intervalo: 50-58 %). (8) Garantir o acesso aos MTI tem sido fundamental para aumentar a percentagem da população que dorme sob um MTI. Entre 2013 e 2015, foram fornecidos quase 500 milhões de MTI aos países da África Subsariana, e a proporção da população com acesso a um MTI aumentou para uma estimativa de 67% em 2015 (intervalo: 61-71%)(1).Os MILDA mantêm níveis eficazes de inseticida durante pelo menos três anos, mesmo após repetidas lavagens, enquanto os MTI mantêm níveis eficazes de inseticida durante pelo menos um ano e a maioria dos fabricantes recomenda a renovação anual.(9)

1.1 Informações gerais

O Ministério da Saúde do Malavi (MdS) introduziu a utilização de MILDA como intervenção-chave em 2007 e adoptou uma abordagem universal no Plano Estratégico da Malária (MSP) 2011-2015.(10) Esta intervenção foi mantida no MSP 2011-2016 revisto, com o objetivo de ter toda a população a dormir com MILDA até ao final de dezembro de 2016.

Em 2006, o Programa Nacional de Controlo da Malária (PNCM) e os seus parceiros de execução distribuíram 660 000 mosquiteiros tratados com inseticida (MTI)(10) às famílias mais pobres. Em 2008, a distribuição destinou-se às mulheres grávidas e às crianças com menos de cinco anos que não puderam receber os MTI durante a distribuição de rotina nas unidades de saúde de todo o país, tendo sido distribuído um total de 1,1 milhões de MTI(10). Em 2007, o Governo do Malavi substituiu os MTI tradicionais por MILDA em todas as distribuições públicas, por recomendação da OMS(10).

Em 2013, o Ministério da Saúde distribuiu 5,6 milhões de MILDAs em todo o país através do PNCM e dos seus parceiros de implementação. O objetivo era alcançar uma cobertura universal de MILDA, ou seja, uma rede para cada 1,8 pessoas.(10) No entanto, Chanda et al. sugeriram mais tarde que a distribuição de MILDA deveria basear-se no número de lugares para dormir no agregado familiar, em vez do número de pessoas por agregado familiar.(11) Partiu-se do princípio de que, ao aumentar a cobertura de MILDA, a utilização de MILDA nos agregados familiares também aumentaria.(10)

O distrito de Ntcheu, com o apoio da Fundação Contra a Malária (AMF), distribuiu 230.000 MILDAs a 138.996 agregados familiares com uma população estimada de 496.380 pessoas.(10) Na Autoridade Tradicional 23 de Makwangwala, foram distribuídos 241 MILDAs a 11.491 agregados familiares com uma população estimada de 63.643 pessoas, contra um objetivo de 11650 agregados familiares ou 64107 pessoas(10).

1.2 Descrição do problema

Desde o início do programa, não foi efectuada qualquer avaliação para determinar a durabilidade dos MILDA e planear a sua redistribuição. O objetivo deste estudo foi determinar a situação da integridade, sobrevivência e perda de tecido dos mosquiteiros ao longo dos últimos três anos, no contexto do planeamento da futura distribuição de mosquiteiros, a fim de alcançar uma cobertura universal e garantir uma proteção personalizada contra a infeção por malária.

1.3 Revisão da literatura

O Malavi fixou o objetivo de alcançar uma cobertura universal com mosquiteiros até 2015, ou seja, um mosquiteiro por cada duas pessoas, e de aumentar a posse de mosquiteiros para 90% e a sua utilização para 80%.(12) De acordo com o Inquérito de Indicadores da Malária do Malavi (MIS), 71% de todos os agregados familiares tinham pelo menos um mosquiteiro (de qualquer tipo), 70% dos agregados familiares tinham pelo menos um MTI e 70% tinham pelo menos um MILDA.(10) Durante o mesmo período, um estudo realizado na Etiópia constatou que cerca de 63,6% dos agregados familiares tinham um mosquiteiro (95%) e mais de metade dos agregados familiares (56,5%) tinham um MILDA (13,14), enquanto o objetivo da iniciativa Fazer Recuar o Paludismo é proteger 80% das zonas de paludismo com mosquiteiros.(5) Por conseguinte, a cobertura é inferior aos objectivos da iniciativa FRM.

Os MILDA têm uma vida útil limitada, e os mosquiteiros têm de ser substituídos atempadamente para manter uma cobertura elevada e reduzir a transmissão da malária a longo prazo.(15) Estudos realizados no Benim, Ruanda e Uganda ocidental recomendaram uma vida útil de dois anos.(16,17,18) O estudo realizado por Batisso et al. na Etiópia concluiu que, em média, um terço dos mosquiteiros tinha 31 meses quando foram descartados.O estudo realizado por Batisso et al. constatou que, em média, um terço dos mosquiteiros (31,5%) tinha entre 12 e 24 meses quando foi descartado, e que um quinto dos mosquiteiros (20,9%) foi descartado pelos agregados familiares quando tinha entre 24 e 36 meses, enquanto apenas 3,5% tinha mais de 36 meses, o que reflecte um desgaste dos mosquiteiros maior do que se pensava em África (13). No Malawi, o PNCM recomendou que os mosquiteiros fossem substituídos de três em três anos (12).

Em muitos dos actuais programas de distribuição de MILDA, presume-se que os MILDA têm uma vida útil relativamente uniforme de cerca de três a cinco anos, pelo que as campanhas de distribuição em massa com intervalos de três anos são consideradas suficientes para manter uma cobertura adequada da rede.(19) No entanto, um estudo realizado por Rehman recomendou que as estratégias para a cobertura universal devem considerar medidas para reparar e substituir redes furadas e incentivar a manutenção das redes pelos seus proprietários.(7)

Num estudo realizado por Smith et al. sobre mosquiteiros para avaliar a posse, a utilização e a qualidade no noroeste do Gana, verificou-se que a maioria dos furos se encontrava no terço inferior do mosquiteiro. A OMS define a durabilidade dos mosquiteiros com base nos seguintes critérios: 1) taxa de sobrevivência ou abrasão, 2) atividade inseticida, também conhecida como eficácia biológica ou a capacidade de um mosquiteiro matar mosquitos, e 3) integridade física ou têxtil(19). No presente estudo, foram avaliadas a taxa de sobrevivência e a integridade física. A taxa de sobrevivência é a proporção de mosquiteiros distribuídos que ainda podem ser utilizados como pretendido nos agregados familiares aos quais foram distribuídos após um período de tempo especificado.(19) A integridade do tecido reflecte o número, a localização e o tamanho dos furos em cada mosquiteiro.(19) De acordo com a OMS, os furos são categorizados como: mais pequenos do que um polegar (0.5-2 cm), maiores do que um polegar mas mais pequenos do que um punho (2-10 cm), maiores do que um punho mas mais pequenos do que uma cabeça (10-25 cm) e maiores do que uma cabeça (> 25 cm); os buracos com menos de 0,5 cm não são contabilizados.(19) O termo "buraco" é utilizado como termo geral para todos os danos: Rasgões, buracos de queimadura, danos causados por roedores, rasgões nos cantos e costuras.(17)Wills et al. constataram que, após 3 a 6 meses, a maioria das redes (78,3%) era classificada como "boa", mas esta percentagem desceu para 20.(15) Um estudo de Gnanguenon et al. no Benim, constatou que, no sul e no norte do Benim, 93% dos mosquiteiros sobreviviam ao fim de 6 meses, 72% ao fim de 12 meses e 57% ao fim de 18 meses.(18) O mesmo estudo constatou que, ao fim de 18 meses, uma média de 84% dos danos se deviam a rasgões no tecido, 11% a buracos de queimadura, 3% a suturas abertas e 2% a danos provocados por roedores.(18) Um estudo realizado por Rehman no Malavi revelou que as crianças que dormiam sob um MTI com pequenos orifícios (mais pequenos do que uma pilha de lanterna de tamanho D, o segundo melhor caso) também tinham menos probabilidades de serem infectadas, ao passo que o efeito protetor era menor para as crianças que dormiam sob MTI com orifícios maiores.(7) Isto significa que todos os MTI com orifícios são menos protectores para os seus utilizadores.

De acordo com Mejia, a longevidade dos MILDA depende de vários factores, incluindo o material (poliéster, polipropileno ou polietileno), as condições de vida, se são utilizados em conjunto com camas ou colchões, quem dorme debaixo deles, se são mantidos durante o dia, a estação em que são utilizados, o clima e o período de tempo em que os mosquiteiros são regularmente utilizados numa zona.(21) O índice proporcional de furos (pHI) de cada MILDA pode ser utilizado para descrever um MILDA da seguinte forma: pHI <64 é considerado um bom MILDA, pHI <768 é classificado como utilizável

Os LLIN e pHI >768 são classificados como LLIN a substituir(19).

O estudo efectuado por Brannstorm concluiu que a perda de redes ao longo do tempo reduz o impacto do programa, aumentando a necessidade de distribuir redes de substituição. (22) Verificou-se igualmente que as redes podem perder-se porque são (i) gravemente danificadas pelo desgaste, pelo fogo ou por outros acidentes, (ii) utilizadas para outros fins, ou (iii) vendidas ou dadas a familiares. No entanto, não encontrámos provas publicadas sobre o custo do reabastecimento e muito pouco sobre a necessidade de reabastecimento após o primeiro ano de utilização.(22) A OMS calcula que, em média, 4% das redes são deitadas fora todos os anos. (23)

1.4 Justificação do estudo

Foram efectuados muito poucos estudos no Malavi para avaliar a durabilidade dos MILDA em condições de campo. O objetivo deste estudo era obter informações para apoiar os programas de controlo da malária e compreender melhor a durabilidade dos MILDA após a distribuição, a fim de estimar a taxa de substituição necessária em sistemas de distribuição contínua e os intervalos adequados entre campanhas.

Este estudo avaliou a durabilidade dos MILDA em condições locais. As informações recolhidas neste estudo fizeram parte de um processo de observação após a distribuição em larga escala de dois mosquiteiros tratados com LLIN, PermaNet®2.0 e Olyset®, que foram distribuídos no distrito de Ntcheu da região de Makwangwala em abril de 2013, tendo apenas sido distribuído o Olyset®. Este estudo foi concebido para fornecer informações práticas sobre a resistência física e a sobrevivência dos MILDA ao nível da aldeia e o planeamento da sua substituição.

CAPÍTULO 2 OBJECTIVOS DO ESTUDO

2.1 Objetivo geral

Avaliação da durabilidade das redes mosquiteiras tratadas com inseticida de longa duração distribuídas em abril de 2013 na área da Autoridade Tradicional de Makwangwala, no distrito de Ntcheu, no centro do Malavi.

2.2 Objectivos específicos

1. Estimativa da proporção de redes distribuídas que ainda podem ser utilizadas na área de estudo.
2. Determinação dos factores associados à perda líquida.
3. Estimativa do número, posição e tamanho dos furos nas redes.
4. Determinação das causas dos danos na rede.

CAPÍTULO 3 METODOLOGIA

3.1 Conceção do estudo

O estudo foi um inquérito transversal sobre a utilização de REMILDs nos agregados familiares, utilizando um questionário para entrevistas pessoais com os agregados familiares. Um questionário padrão desenvolvido pela OMS [21] foi adaptado para o estudo.

3.2 Local e período do estudo

O estudo foi efectuado em Makwangwala, no distrito de Ntcheu. O distrito de Ntcheu está localizado no centro do Malawi e tem dez Autoridades Tradicionais (AT), uma das quais é Makwangwala com 15 Chefes de Aldeia (VH) e 150 aldeias. A recolha de dados teve lugar em julho de 2016, três anos após a distribuição da rede.

3.3 População do estudo

O estudo foi realizado em agregados familiares que beneficiaram da distribuição em massa de MILDA em Makwangwala e que foram identificados utilizando os registos de distribuição de MILDA. A distribuição em massa de REMILDs foi realizada em abril de 2013 pela Concern Universal (CU), uma organização não governamental (ONG).

3.4 Sensibilização da comunidade

Antes da recolha de dados, foram realizadas sessões de sensibilização nas aldeias selecionadas. A sensibilização foi efectuada pelos VHs que, por sua vez, informaram os aldeões através dos pregoeiros das aldeias e dos líderes locais a nível da aldeia. O estudo foi apresentado ao Comité Executivo Distrital (DEC) e à Equipa Distrital de Gestão da Saúde (DHMT).

3.5 Dimensão da amostra e método de amostragem

A dimensão da amostra baseou-se numa proporção simples, com um nível de significância = 0,05, uma proporção estimada (P) = 50% e uma potência-alvo (E) = 95%; (16) partindo de uma taxa de sobrevivência líquida de 50% após três anos, isto foi suficiente para detetar uma diferença na sobrevivência.(17) O tamanho total da amostra de 400 agregados familiares foi selecionado de um número total de 11.491 agregados familiares em Makwangwala que beneficiaram da distribuição de REMILDs, utilizando uma proporção simples

Quatrocentos agregados familiares foram selecionados por amostragem aleatória simples a partir da base de dados utilizada em 2013 para a distribuição em massa de MILDA. Nos agregados familiares selecionados, os MILDA foram verificados quanto à sua origem com base nos rótulos e etiquetas. Se um mosquiteiro não tivesse rótulos e etiquetas, era excluído do estudo. Todos os orifícios com mais de 0,5 cm foram medidos em cada mosquiteiro e a sua posição registada. O índice proporcional de orifícios foi calculado de acordo com as diretrizes da OMS.

3.6 Administração do questionário

As entrevistas foram efectuadas na língua chichewa. No final de cada dia de trabalho, o supervisor verificou se os questionários preenchidos estavam completos e se tinham um fluxo lógico. Os questionários foram guardados num armário de arquivo por razões de segurança. Os enumeradores receberam formação para que se pudessem familiarizar com o questionário.

3.7 Avaliação dos furos

Durante o inquérito, foram contados buracos para cada rede em três categorias de tamanho, designadas por tamanho "dedo", "mão" e "cabeça", correspondendo a um diâmetro <2cm, 2-10cm e >10cm, respetivamente. [2]Com base na recomendação da OMS, que também foi aplicada no Uganda [14], o número de orifícios foi resumido num índice ponderado de orifícios, partindo do princípio de que os orifícios são funcionalmente quadrados com um tamanho médio de 2, 6 e 15 cm, correspondendo a uma área de 4, 36 e 225 cm, respetivamente. Os limiares de pHI (17) foram utilizados para "traduzir" os resultados observados do pHI em três categorias de integridade do "estado": 1) Uma malha com um pHI < 64 foi classificada como "em bom estado". 2) Uma malha no intervalo 64 < pHI < 768 foi classificada como "em condições de utilização" (reparável). 3) Uma malha com um pHI > 768 foi classificada como

como "a necessitar de substituição" e de utilidade duvidosa para o utilizador"(12).

3.8 Análise de dados

A análise dos dados foi efectuada com o IBM SPSS versão 20. Foi calculado um índice de buraco proporcional (pHI) para categorizar a integridade da estrutura da rede. Foram utilizadas proporções simples, diagramas e tabelas para visualizar os resultados.

3.9 Considerações éticas

A comissão de ética da Faculdade de Medicina (COMREC) concedeu a aprovação ética com o número de identificação do estudo P.06/16/1978. Foi obtido o consentimento escrito dos inquiridos antes do inquérito em cada agregado familiar. Os questionários foram pré-codificados com números de identificação para garantir a confidencialidade. Foi obtida a autorização das autoridades distritais. A informação obtida foi guardada de forma segura num armário fechado à chave.

CAPÍTULO 4 RESULTADOS

4.1 Caraterísticas do agregado familiar

QUADRO 1: CARATERÍSTICAS DOS AGREGADOS FAMILIARES INQUIRIDOS

Characteristics		**Number**	**%**
Household respondent	Head of household	306	76.5
	User of net	63	15.8
	Guardian of user(s) of net	21	5.3
	Other adults in household	10	2.5
	Total	**400**	**100.0**
Education of Household Head	None	87	21.5
	Primary	241	60.3
	Secondary	68	17.0
	Tertiary	4	1.0
	Total	**400**	**100.0**
Number of people per household	<5 years	260	15.0
	5-15 years	591	34.0
	>15 years	886	51.0
	Total	**1737**	**100.0**
Mean number of people per House Hold	<5 years	**0.65**	-
	5-15 years	**1.48**	-
	>15 years	**2.22**	-
	Total	**4.34**	-
Mean number of sleeping space	**All Households**	**2.45**	-
Household source of water	Protected Shallow well	7	1.8
	Unprotected well	5	1.3
	Boreholes	280	70.0
	Tap water	108	27.0
	Total	400	100.0

O quadro 1 resume as caraterísticas dos agregados familiares. Foram analisados 400 agregados familiares com uma população total de 1737 habitantes, com uma dimensão média de 4,3 pessoas.

O número médio de lugares para dormir por agregado familiar era de 2,4. Mais de metade, 60,3% (241), tinha alguma educação primária (padrão 1-8), 21,5% (86) não tinha educação, enquanto 17,0% (68) tinha frequentado o ensino secundário (Tabela 1).92,2% (369) dos agregados familiares tinham 1 a 3 lugares para dormir, 6,7% (27) dos agregados familiares tinham 4 a 6 lugares para dormir e 1% (4) dos agregados familiares tinham mais de 7 lugares para dormir (quadro 2). Como os mosquiteiros foram distribuídos de acordo com o número de lugares para dormir, pode presumir-se que os agregados familiares com 3 ou menos mosquiteiros tinham menos tempo para cuidar deles.

QUADRO 2: NÚMERO DE LUGARES PARA DORMIR EM FUNÇÃO DO NÍVEL DE ENSINO

LEVEL OF EDUCATION	1-3 SLEEPING SPACES	4-6 SLEEPING SPACES	7 OR MORE SLEEPING SPACES	TOTAL
NONE	82 (94.25%)	3(3.45%)	2(2.3%)	87(100%)
PRIMARY	223(92.53%)	16(6.4%)	2(.83%)	241(100%)
SECONDARY	60(88.24%)	8(11.76%)	0(0)	68(100%)
TERTIALY	4(100%)	0(0)	0(0)	4(100%)
TOTAL	369(92.25%)	27(6,75%)	4(1%)	400(100%)

4.2 Os MILDA distribuídos ainda podem ser utilizados

Verificou-se que um total de 827 MILDAs foram recebidos durante a campanha de massas, dos quais 49% (405) ainda estavam disponíveis (Quadro 3).

O estudo mostrou que metade das redes distribuídas estavam disponíveis nos lares.

QUADRO 3: NÚMERO DE MOSQUITEIROS RECEBIDOS E AINDA DISPONÍVEIS POR nível de ensino

EDUCATION	RECEIVED NETS	AVAILABLE NETS	SURVIVORSHIP
NONE	179	81	45.3%
PRIMARY	496	253	51.0 %
SECONDARY	146	69	47.3%
TERTIARY	6	2	33.3 %
TOTAL	827	405	49.0 %

O número médio de MILDAs distribuídos por agregado familiar foi de 2,03, e 1,02 MILDAs ainda estavam disponíveis para dormir durante a avaliação (Quadro 4).

QUADRO 4: NÚMERO MÉDIO DE MILDAS, TOTAL DE REDES

Variable	HHs Visited	Number of nets	Mean Number of Nets
Distributed LLINs	400	827	2.03
Available LLINs during survey	400	405	1.01

Dos 400 agregados familiares inquiridos, 91,8% (367) dos agregados familiares receberam três ou menos MILDAs, enquanto 8,2% (33) dos agregados familiares receberam mais de três MILDAs. O número mais elevado de MILDAs por agregado familiar foi 11 e o mais baixo foi 1 (Figura 1).

Isto mostra que apenas muito poucos agregados familiares receberam mais de três MILDAs.

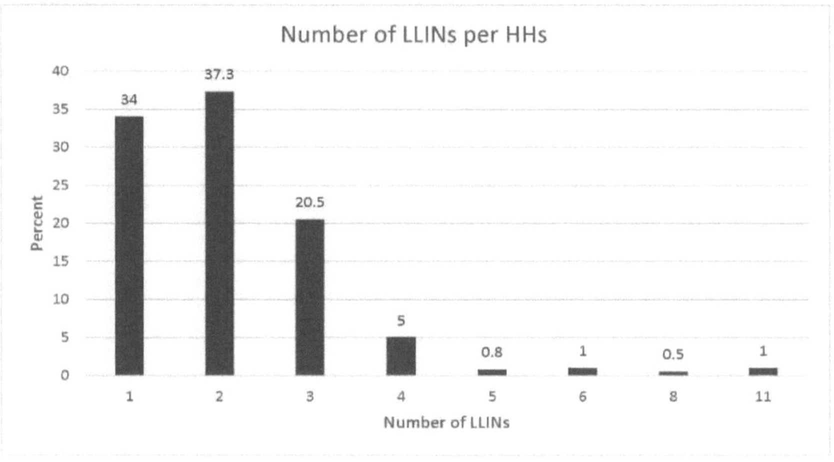

FIGURA 1: NÚMERO DE REDES DISTRIBUÍDAS POR AGREGADO FAMILIAR

Perguntou-se aos inquiridos se a rede já tinha sido utilizada e se tinha sido utilizada na noite anterior ao inquérito. De todos os agregados familiares, 97,5% (390) tinham pelo menos um MILDA que podiam usar. Dos agregados familiares que tinham redes, 74,1% (289) já tinham sido usadas para dormir, enquanto 25,9% (101) nunca tinham sido usadas desde que receberam as redes. Estes MILDAs nunca usados ainda eram novos e estavam dobrados (Quadro 5).

Os agregados familiares guardaram os MILDAs para uso futuro, pois não tinham a certeza de que iriam receber outro lote de MILDAs.

QUADRO 5: N.º de MILDA ALGUMA VEZ UTILIZADO PARA DORMIR

Variable	Frequency	Percent
Yes	289	74.1%
No	101	25.9%
Total	390	100%

O número de pessoas que utilizaram mosquiteiros na noite anterior mostra que os mosquiteiros são utilizados de forma consistente, o que é importante para o controlo e prevenção da malária. O estudo revelou que 70,33% (237) dos agregados familiares utilizaram MILDA na noite anterior (Quadro 6).

QUADRO 6: UTILIZAÇÃO DA REDE NA ÚLTIMA NOITE

Net usage	n (%)
Not Slept in a net (n=337)	85 (25.22%)
Slept in a net (n=337)	237(70.33%)
Did not know (n=337)	15 (4.5%)
Total	337 (100%)

4.3 Factores que levam à perda de REMILDs.

As razões para se desfazerem de um MILDA foram as seguintes: danificado ou gasto 72,1% (189), utilizado para outros fins 2,7% (7), por exemplo, pesca e vedação de jardins, dado a outros 13,4% (35), utilizado noutro local 6,9% (18), vendido 0,4% (1) e roubado 3,4% (9) (Quadro 7).

QUADRO 7: RAZÕES PARA A PERDA LÍQUIDA NO AGREGADO FAMILIAR DE ACORDO COM O NÍVEL DE EDUCAÇÃO DO AGREGADO FAMILIAR
CABEÇA

REASON FOR LOSS OF LLIN	EDUCATION OF HOUSEHOLD HEAD*					TOTAL
	None	Primary	Secondary	Tertiary	Other	
NET WAS DAMAGED	47 (78.3%)	104 (69.8%)	35 (71.4%)	2 (66.7%)	1 (100%)	189 (72.1%)
NET WAS GIVEN AWAY.	5 (8.30%)	22 (14.8%)	8 (16.3%)	0	0	35 (13.3%)
NET WAS STOLEN	3 (5%)	5 (3.4%)	1 (2%)	0	0	9 (3.4%)
NET WAS SOLD	0	1(.6%)	0	0	0	1 (.3%)
NET USED IN OTHER LOCATION	2 (3.3%)	10 (6.7%)	5 (3.3%)	1 (33.3%)	0	18 (8.6%)
NET USED FOR OTHER PURPOSE[1]	2 (3.3%)	5 (3.4%)	0	0	0	7 (2.7%)
OTHER[2]	1 (1.7%)	2 (1.3%)	0	0	0	3 (1.1%)
TOTAL	60 (100%)	141 (100%)	49 (100%)	3 (100%)	1 (100%)	262 (100%)

*% within Education of Household Head

[1]Estas incluem: Pesca (2), cobertura de hortas domésticas (1), proteção de pintos durante a incubação (1), utilização no chão de uma loja de milho e como tapete (1).

[1] Outras razões para a perda do MILDA: a família mudou-se (1), o proprietário não está em casa1, e o mosquiteiro foi deitado fora porque recebeu um novo mosquiteiro (1)

Um total de 61,8% dos agregados familiares perderam os seus MILDA no espaço de dois anos. No primeiro ano, 33,9 %, no segundo ano 27,9 % e no terceiro ano 23,6 % das redes foram perdidas (Figura 2).

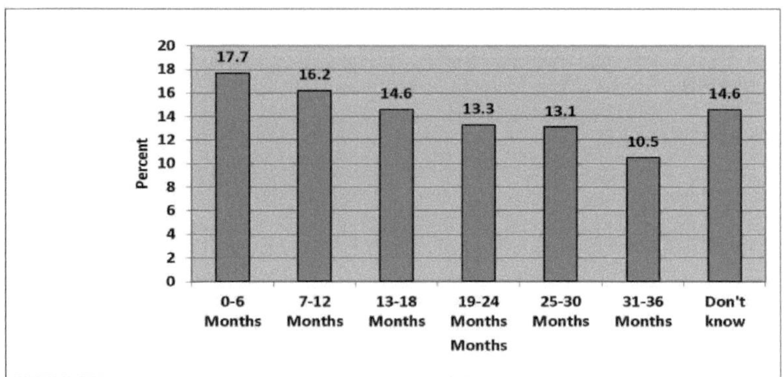

Figure 2: PERÍODO COM PERDAS LÍQUIDAS NOS AGREGADOS FAMILIARES

4.4 Número, posição e tamanho dos furos nos MILDA.

Independentemente dos furos encontrados, os inquiridos foram questionados sobre o tipo de furos nas suas redes. Do total de 243 furos encontrados, a maior parte era constituída por rasgões horizontais (49,4 %, 120), 15,2 % (37) por furos nos pontos de suspensão, 10,7 % (26) por furos com costuras abertas, 8,6 % (21) por furos queimados, 11,5 % (28) por furos de roedores e 4,4 % (11) por secções inteiras em falta (figura 3).

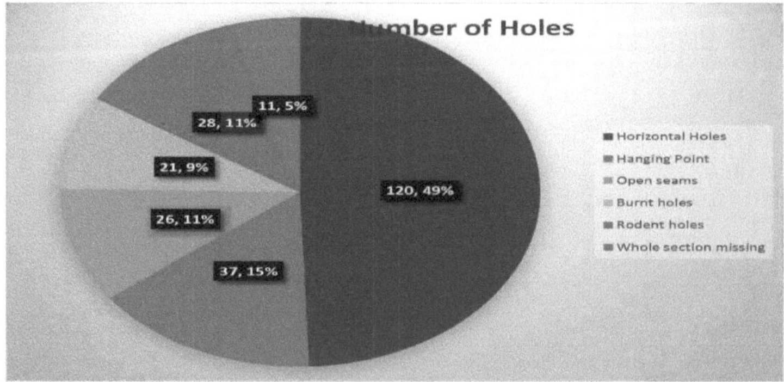

Figure 3: PERCENTAGEM DE FUROS NAS REDES

4.4.1 Lavagem dos MILDAs

O Quadro 8 mostra que mais de metade dos agregados familiares declararam ter lavado os seus mosquiteiros (58,5%, 217), enquanto 41,5% (154) dos agregados familiares nunca tinham lavado os seus MILDA.

QUADRO 8: AGREGADOS FAMILIARES QUE ALGUMA VEZ LAVARAM AS SUAS REDES

Washed	**Number of HHs**	**Percent**
Washed LLINs	217	58.5%
Did not wash LLINs	154	41.5%
Total	371	100%

4.4.2 Posição dos furos

Como mostra o quadro 9, foram encontrados 1787 buracos nas redes durante o inquérito. A rede foi dividida em quatro secções: Teto, Parte superior, Parte inferior e Bainha. A maior parte dos furos foi encontrada na parte inferior (48,2 %, 860) e o menor número na bainha (9,6 %, 171) da rede.

A parte inferior da rede está geralmente em contacto com o material de cama.

TABELA 9: NÚMERO DE FUROS POR LOCAL

Location of hole	**Number of holes**	**Percent**
Roof	275	15.39%
Upper	480	26,86%
Lower	860	48.18%
Seam	171	9.57%
Total	**1787**	**100%**

O estudo constatou que a maior proporção de orifícios foi de 32,51% (581) de orifícios de 0,5-2 cm, 27,76% (496) de orifícios de 2-10 cm, 20,48% (366) de orifícios entre 10-25 cm e 19,25% (344) de orifícios maiores que 25 cm (Figura 5).

4.4.3 pHI e dimensão dos orifícios da malha

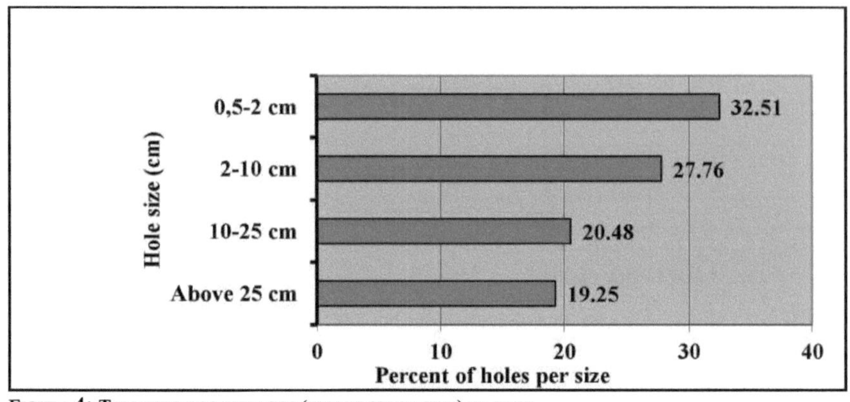

FIGURA 4: TAMANHO DOS BURACOS (EM PERCENTAGEM) NA REDE

O estudo calculou um índice médio de furos de 809,35, que corresponde à categoria "precisa de ser substituído", um valor mediano de 1, o que significa que metade das redes tem menos de 1 pHI, e um valor de moda de 0, o que significa que muitas redes não têm furos. Isto significa que a maior parte dos mosquiteiros estava em condições de ser utilizada, com base na mediana. Metade das redes (173) tinha um pHI de 1 e mais redes tinham um pHI de 0, o que significa que não tinham buracos, embora tivessem um pHI mediano mais elevado de 809,35 (Quadro 10).

TABELA 10: ÍNDICE MÉDIO DE FUROS

n	Mean	Median	Mode	Range	Minimum	Maximum
346	809.35	1	0	16648	0	16648

Do número total de redes examinadas nos agregados familiares, 66,5 % (232) estavam em bom estado, 15,2 % (53) necessitavam de reparação e, finalmente, 18,30 % (64) tiveram de ser substituídas. Combinando o bom estado e o estado a necessitar de reparação, o número total de redes utilizáveis era de 84,1% (285) (Quadro 11). As redes que não foram usadas também foram contadas como tendo furos.

QUADRO 11: ESTADO DAS GRELHAS

LLIN pHI	**Number of LLINs**	**Percent**
Equal or less than 64	232	66.5%
Between 65 and 768	53	15.2%
More than 768	64	18.3%
Total	349	100%

O estudo concluiu que a parte inferior da rede apresentava uma maior proporção de orifícios em todos os tamanhos: 44,2% (257) para os tamanhos 0,5-2 cm, 54,0% (268) para os tamanhos 2-10 cm, 47,0% (172) para os tamanhos 10-25 cm, 47,7% (164) para os tamanhos superiores a 25 cm. seguida da parte superior da rede, com 21,17% (123) para os tamanhos 0,5-2 cm, 30,24% (150) para os tamanhos 2-20 cm, 15,57% (57) para os tamanhos 10-25 cm e 44,1% (150) para os tamanhos superiores a 25 cm. Os valores mais baixos

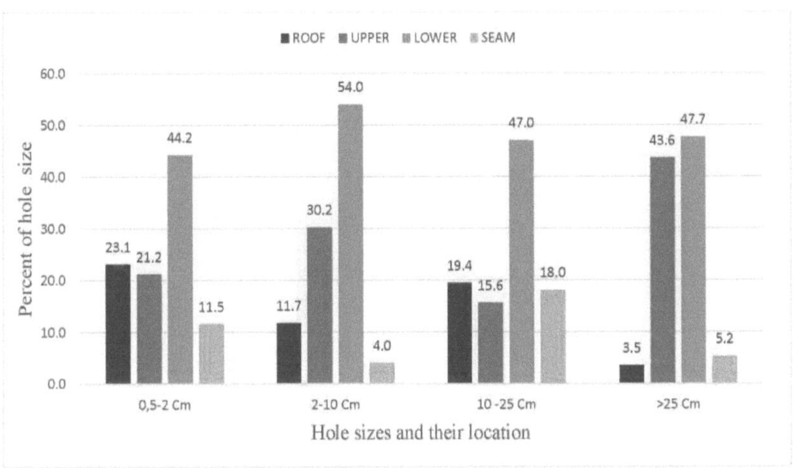

FIGURA 5: FUROS EM VÁRIOS PONTOS DA REDE

O número de furos reparados foi de 404 em 368 redes sobreviventes, o que corresponde a uma média de 1 furo por rede, sob a forma de 220 (54,5 %) furos cosidos, 163 (40,4 %) furos com nós e 21 (5,2 %) furos remendados. Quadro 12

QUADRO 12: TIPO DE REPARAÇÕES DAS REDES SOBREVIVENTES

Type of holes	Number of holes	Percent
Stitched holes	220	54.5%
Knotted holes	163	40.34%
Patched holes	21	5.2%
Total	**404**	**100%**

4.5 **Causa dos danos na rede**

Globalmente, a causa mais frequente de danos foi a rede ter ficado presa num objeto 45,9% (129). Outras causas foram rasgões nas costuras 5% (14), fogo 4,6% (13) e animais 4,6% (13). Alguns inquiridos não sabiam a causa dos furos 33,5% (94) Nos agregados familiares com redes sobreviventes, perguntou-se aos inquiridos se sabiam a causa dos furos (Quadro 13).

Quadro 13: Causa dos danos numa rede

Cause of damage	Number	Percent
Caught on an object	129	45.9%
Split in seams	14	5.0%
Burnt	13	4.6%
Animal (Rats)	13	4.6%
Any other[3]	18	6.4%
Don't Know	94	33.5%
Total	281	100%

CAPÍTULO 5 DEBATE

O estudo encontrou uma taxa de sobrevivência de 49% de redes ainda disponíveis para utilização e para dormir. Este valor é inferior ao valor de 68,9% encontrado por Batisto et al. num estudo de três anos realizado na Etiópia para avaliar a propriedade, a utilização e o desgaste dos mosquiteiros.(13) A avaliação também revelou que uma média de 1.01 MILDA por agregado familiar dos 2,03 MILDA distribuídos por agregado familiar após três anos, o que é inferior ao estudo de Batisso et al. que registou um número médio de 1,86 mosquiteiros por agregado familiar proprietário de mosquiteiros após a distribuição de 2,5 MILDA por agregado familiar. (13)

O Malavi fixou o objetivo de alcançar uma cobertura universal de mosquiteiros, ou seja, um mosquiteiro para cada duas pessoas, de manter a posse de mosquiteiros em 90% e a sua utilização em 80%(13), e de proteger 80% das zonas de paludismo com um mosquiteiro durante a redução da malária(13). Reconhece-se igualmente que a duração de vida dos mosquiteiros é limitada e que estes devem ser substituídos atempadamente para manter uma cobertura elevada e reduzir o paludismo de forma sustentável. (15) De acordo com o NMCP(12), no Malavi recomenda-se a substituição dos mosquiteiros de três em três ou de cinco em cinco anos, e outros programas de distribuição de MILDA pressupõem uma duração de vida relativamente longa, de três a cinco anos, e planeiam a distribuição para três anos.(11) Nesta zona, sem mosquiteiros, as pessoas não estão protegidas contra as picadas de mosquitos que conduzem à infeção por malária e, surpreendentemente, 26,9% (101) dos mosquiteiros nunca foram utilizados, enquanto os que foram utilizados 70,3% (237) o foram na noite anterior. Este valor é superior a 52,2% em comparação com o Malawi Malaria Indicator Survey 2014 (2) e é consistente com o estudo de Kilian et al.(16), em que 61,9% dos inquiridos referiram ter dormido sob uma rede na noite anterior para evitar picadas de mosquito. A utilização do mosquiteiro na noite anterior foi mais elevada apesar do tempo frio, o que pode ter contribuído para a baixa utilização na noite anterior.

O estudo constatou que a principal razão para a perda de redes era o dano ou desgaste (72,1%), sendo as outras razões a utilização para outros fins (2,7%), como a pesca e a vedação de jardins, a oferta a terceiros (13,4%), o roubo (3,4%), a utilização noutro local (6,9%), a venda (0,4%) e outros (1,1%), incluindo a mudança de família ou a devolução porque foi comprada uma nova rede. Estes dados são coerentes com os resultados de um estudo efectuado por Brannstorm, que concluiu que as redes se podem perder por estarem muito danificadas pelo desgaste, por serem utilizadas para outros fins, por serem vendidas ou doadas. (22) Em Makwangwala, o número de furtos foi reduzido, uma vez que as redes foram distribuídas após a remoção da cobertura, a fim de reduzir os custos e desencorajar as pessoas de as venderem. Os resultados indicam que os jardins de pesca e de vedação utilizam sobretudo redes novas ou não rasgadas que estão em condições de serem utilizadas, mas que não são usadas para proteger as pessoas das picadas de mosquitos, e que o roubo e a venda de redes, embora não para o fim a que se destinam, também são utilizados para fins não intencionais. O estudo concluiu também que 61,5% dos mosquiteiros se perderam após 24 meses e 23% perderam-se entre 24 e 36 meses. Estes resultados diferem do estudo de Batisso et al. na Etiópia, que concluiu que 31,5% dos mosquiteiros se perderam nos primeiros 24 meses e 20,9% se perderam entre os 24 e os

36 meses.(13) A diferença pode dever-se a outras intervenções pós-distribuição, como o seguimento dos mosquiteiros e a educação sanitária intensiva da comunidade, que não estavam disponíveis em Makwangwala. Estes resultados fornecem informações úteis para a programação de intervenções de promoção da saúde destinadas a melhorar a utilização e a posse dos mosquiteiros.

O índice global proporcional (pHI) (16) fornece uma abordagem normalizada para descrever as alterações na integridade da malha do MILDA. O estudo concluiu que 84,1% das malhas sobreviventes eram utilizáveis, o que se deve ao facto de as malhas rasgadas terem sido eliminadas. Isto é consistente com um estudo de Gnanguenon et al(18) realizado em Benin Allada (Sul) que registou 84% de redes utilizáveis. Isto difere de um estudo efectuado por Hakizimana (17), que concluiu que menos de metade, 42%, dos MILDA ainda eram utilizáveis após dois anos.
Durante o inquérito, foram encontrados 1787 buracos nas redes. A maior parte dos furos, 48,2% (860), encontrava-se na metade inferior, 26,9% (480) na metade superior, 15,4% (275) no teto e 9,6% (171) nas costuras da rede. Os resultados são coerentes com um estudo de Smith(20) , em que a maioria dos furos se situava na parte inferior da rede e as costuras falharam em 50% das redes, e com um estudo de Wills et al. que também constatou que 58,7% dos furos se situavam na parte inferior da rede e que a maior densidade de furos se situava na metade inferior (75 cm) das paredes laterais e da oitava parede.(15) Os defeitos nas costuras podem ser devidos a uma ligação fraca das paredes laterais e da metade inferior, causada pelo material comum do solo nas aldeias (esteiras de junco e camas de madeira), que pode causar buracos quando as redes são puxadas. Os buracos no telhado e na metade superior podem ser causados por objectos domésticos afiados. O estudo também analisou o tamanho dos buracos e descobriu que os buracos de 0,5 a 2 cm eram os mais comuns, com 32,5% (581) de todas as categorias de tamanho, e os buracos com mais de 25 cm eram os menos comuns, com 19,2% (344). Os buracos maiores são fáceis de ver e reparar, pelo que podem não ser mais ou as redes são deitadas fora se os tamanhos maiores forem mais do que as redes rasgadas e danificadas. O estudo calculou um índice médio de furos de 809,4, uma mediana de 1 e uma moda de 0. Os resultados mostram que metade (346/173) das redes disponíveis ainda estão em condições de utilização, com base na mediana. Também havia algumas redes que não tinham sido utilizadas desde que foram recebidas. O estudo constatou que 404 furos foram reparados, sendo o ponto o mais comum com 54,5% (220), 40,4% (163) com nós e 5,2% (21) remendados em 368 mosquiteiros. Isto mostra que as comunidades estavam dispostas a reparar os seus mosquiteiros para evitar as picadas de mosquito. Isto é consistente com o estudo de Batisso et al.(19), cuja avaliação dos MILDA Intercetor® (n = 932) na Índia central encontrou um total de 750 reparações ou uma média de uma reparação por MILDA sob a forma de picadas (63,9%), nós (35,8%) e remendos (0,3%), e difere de um estudo sobre a eficácia e durabilidade dos MILDA Intercetor na Índia central, que encontrou um índice de furos de 252.(16) O índice mais baixo de furos na Índia pode dever-se à utilização de materiais de cama macios, ao passo que no Malavi são normalmente utilizados tapetes de junco, embora algumas redes tenham sido reparadas. A manutenção das redes era boa, pois 52,9% das redes foram lavadas nos últimos três meses, ao passo que num estudo realizado por Batisso et al. na Etiópia, 57,6% das redes foram lavadas nos últimos três meses.(13) A limpeza das redes sugere que uma rede limpa pode ser um indicador de uma rede bem mantida e bem cuidada.(16)

O estudo revelou que a causa mais comum de danos nas redes foi ficarem presas a um objeto (45,9%, 129), sendo as outras causas rasgões nas costuras (5%, 14), queimaduras (4,6%, 13), animais (4,6%, 13) e outras causas (6,4%, 18) dos inquiridos. 33,5 % (94) não sabiam a causa dos danos. Embora o estudo não tenha perguntado sobre o tipo de artigos, é possível que o material de cama, como esteiras e camas de madeira, possa ser um fator, uma vez que a maioria dos agregados familiares no Malawi usa esteiras de cana como material de cama, incluindo na área de Makwangwala. Outro entrevistado afirmou que isto foi causado pelo proprietário, uma vez que as redes não eram duráveis e eram lavadas e secas. As unhas e os pés rachados também podem ser factores contribuintes. A lavagem das redes, que causa danos, foi citada como uma das outras causas. No entanto, esta não pode ser a causa principal, uma vez que 58,5% das redes foram lavadas e os inquiridos teriam facilmente notado os danos.

Uma das limitações deste estudo reside no facto de as pessoas não se lembrarem da maior parte dos acontecimentos. Os resultados sobre o número médio de redes por agregado familiar também foram reduzidos para metade. A informação baseou-se na memória dos inquiridos, pelo que o viés de memória constituiu uma limitação. O estudo visou os chefes de família e os membros mais velhos do agregado familiar para reduzir o problema dos lapsos de memória entre os inquiridos mais jovens. O estudo foi realizado nos meses frios do ano, em julho, quando os mosquitos não são comuns e a utilização de redes é baixa, o que pode afetar a cobertura. Houve problemas com a medição correta, dado o grande número de mosquiteiros disponíveis; os colectores de dados foram sensibilizados para a medição correta dos orifícios durante a formação.

CAPÍTULO 6 CONCLUSÕES E RECOMENDAÇÕES

6.1 CONCLUSÃO

O estudo concluiu que a proteção da comunidade está comprometida, uma vez que apenas metade (taxa de sobrevivência = 49%) dos MILDA permanece na comunidade após a distribuição da rede e a cobertura global de MILDA nos agregados familiares está em risco. Além disso, os mosquiteiros sobreviventes estavam em boas condições físicas e, por conseguinte, eram considerados úteis. Alguns mosquiteiros sobreviventes (18,3%) tiveram de ser substituídos após três anos de utilização. Três anos após a distribuição gratuita em massa na zona de Makwangwala, no distrito de Ntcheu, pela Concern Universal, 49% dos mosquiteiros ainda estavam presentes nos agregados familiares. 81,7% dos mosquiteiros sobreviventes foram considerados utilizáveis e estavam em boas condições físicas para proteger as pessoas e os vectores enquanto dormiam, uma vez que alguns dos mosquiteiros ainda não tinham sido utilizados. Embora 18,3% dos MILDAs sobreviventes tenham caído na categoria "precisa de substituição" após três anos, mais de metade dos mosquiteiros distribuídos já tinham sido descartados, tornando a distribuição de mosquiteiros na área crítica para manter a taxa de cobertura de mais de 80%. Como o país continua a expandir a cobertura de MILDA para alcançar a cobertura universal, é importante obter informações específicas sobre a durabilidade dos MILDA em diferentes situações. Esta informação deve ser obtida num período de tempo tão curto quanto possível, a fim de tomar decisões sobre a melhor forma de substituir os MILDA inutilizáveis.

6.2 RECOMENDAÇÕES

- As medidas de distribuição dos mosquiteiros devem reforçar os programas de comunicação para a mudança de comportamentos, a fim de promover a manutenção e a reparação dos mosquiteiros.
- O controlo da utilização correta das redes pelos agregados familiares beneficiários poderia melhorar a reparação e a utilização das redes.
- Em caso de distribuição maciça de redes mosquiteiras, as coberturas devem ser retiradas para evitar a venda e o roubo.
- Os fabricantes de redes deveriam considerar a utilização de tecido de algodão na parte inferior da rede para evitar danos provocados pelos materiais de cama.
- A distribuição maciça de redes deve ser acompanhada de medidas de promoção da saúde para melhorar a utilização.
- Os fabricantes devem considerar a possibilidade de reforçar as costuras para evitar falhas nas mesmas.

REFERÊNCIAS

1. Organização Mundial da Saúde. Relatório Mundial sobre a Malária 2015 [Internet]. 2015[citado 2016 Jul 27];280. Disponível em: www.who.int.

2. Ministério da Saúde, Malawi. Plano Estratégico para o Setor da Saúde 2011-2016 Lilongwe: Ministério da Saúde; 2011.

3. Programa Nacional de Controlo da Malária (Malawi) e ICF international. Inquérito de Indicadores da Malária (MIS) 2014 Lilongwe e Rockville, Maryland: NMCP e ICF international; 2014.

4. Hill J, Lines J, Rowland M. Redes mosquiteiras tratadas com inseticida. Advances in Parasitology [Internet] 2006 [citado 2016 Nov 24];61:77-128. disponível em: http://www.sciencedirect.com/science/article/pii/S0065308X05610032
5. Organização Mundial de Saúde. Long-Lasting Insecticidal Nets for Malaria Prevention-A Manual for Malaria Programme Managers. Edição de ensaio. Genebra: Organização Mundial de Saúde; Genebra; 2007.
6. Lindblade KA, Mwandama D, Mzilahowa T, Steinhardt L, Gimnig J, Shah M, et al. Um estudo de coorte sobre a eficácia dos mosquiteiros tratados com inseticida para prevenir a malária numa zona de resistência moderada aos piretróides, no Malavi. Malaria Journal [Internet] 2015 [citado 2016 Abr 2];14(1):31.doi:https://doi.org/10.1186/s12936-015-0554-1

7. Rehman AM, Coleman M, Schwabe C, Baltzar G, Matias A, Gomes IR. Qual a importância da qualidade do controlo dos vectores da malária: o impacto epidemiológico dos mosquiteiros furados e da pulverização residual interna inadequada. Plos one[Internet]. 2011 Apr[cited 2016 Jul 23]; 6(4): p. e19205.Available from:

   http://journals.plos.org/plosone/article?id=10.1371/journal.pone.0019205

8. UNICEF. Atualização do fornecimento de MILDA. [Internet] 2013 [citado 2015 Dez 21]. Disponível em: http://www.unicef.org/supply/files/UNICEF Supply LLIN Update.pdf.

9. Prevenção CfDCa. Saúde Global - Divisão de Doenças Parasitárias e Malária. [Internet]2015 [citado 2016 dez 27]. Disponível em: cdc.gov/malaria/malaria/malaria world/reduction/index.html.

10. Ministério da Saúde. Relatório sobre a campanha de distribuição em massa de mosquiteiros tratados com inseticida de longa duração no Malawi. Estratégia de implementação. Lilongwe: Programa Nacional de Controlo da Malária (NMCP); setembro de 2012.

11. Chanda E, Mzilahowa T, Chipwanya J, Ali D, Troell P, Dodoli W, Mnzava AP, Ameneshewa B, Gimnig J. Aumento da escala do controlo integrado do vetor da malária: lições do Malawi. Boletim da Organização Mundial da Saúde [Internet] 2016 [2016 Nov1];94(6):475.
    Formulário disponível: http://www.who.int/entity/bulletin/volumes/94/6/15-

154245.pdf?ua=1

12. Iniciativa Presidencial contra a Malária. Iniciativa Presidencial contra a Malária Plano Operacional contra a Malária no Malavi para o exercício de 2011.
13. Batisso E, Habte T, Tesfaye G, Getachew D, Tekalegne A, Kilian A, et al. A stitch in time: a cross-sectional survey looking at long-lasting insecticide-treated bed net ownership, utilisation and attrition in SNNPR, Ethiopia. Malaria Journal [Internet] 2012 [citado 2016 Abr 27];11(1):183. doi: 10.1186/1475-2875-11-183
14. Gobena T, Berhane Y, Worku A. Baixa utilização de redes mosquiteiras tratadas com inseticida de longa duração (REMILDs) entre os membros do agregado familiar para proteção contra a picada do mosquito em Kersa, Etiópia Oriental. BMCPublic Health.[Internet]2012[cited 2016 Oct 9];12(1):914.doi:10.1186/1471-2458-12-914

15. Wills AB, Smith SC, Anshebo GY, Graves PM, Endeshaw T, Shargie EB, et al. Durabilidade física das redes mosquiteiras tratadas com inseticida de longa duração PermaNet 2.0 durante três a 32 meses de utilização na Etiópia. Malaria Journal [Internet] 2013 [citado 2016 Dez 1];12(1):242. Disponível em: https://malariajournal.biomedcentral.com/track/pdf/10.1186/1475-2875-12-242?site=http://malariajournal.biomedcentral.com

16. Kilian A, Byamukama W, Pigeon O, Gimnig J, Atieli F, Koekemoer L, Protopopoff N. Evidência de uma vida útil de mais de três anos para uma rede mosquiteira inseticida de longa duração à base de poliéster no Uganda Ocidental. Malaria Journal [Internet] 2011 [2016 Dec 13];10(1):299.doi:10.1186/1475-2875-10-299
17. Hakizimana E, Cyubahiro B, Rukundo A, Kabayiza A, Mutabazi A, Beach R, et al. Monitorização da durabilidade das redes mosquiteiras tratadas com inseticida de longa duração (REMILDs) para validar os pressupostos de vida útil das redes, no Ruanda. Malaria Journal [Internet] 2014 [2016 May 25];13(1):344.doi:10.1186/1475-2875-13-344
18. Gnanguenon V, Azondekon R, Oke-Agbo F, Beach R, Akogbeto M. Os resultados da avaliação da durabilidade sugerem que a atual rede mosquiteira inseticida de longa duração (REMILD) no Benim tem uma vida útil de dois anos em vez de três. BMC Infectious Diseases. [Internet] 2014 [2016 Abr 24];14(1):69. Disponível em: http://www.biomedcentral.com/1471-2334/14/69.
19. Organização Mundial de Saúde. Diretrizes para a monitorização da durabilidade dos medicamentos de longa duração
mosquiteiros insecticidas em condições de utilização.Genebra:World Health
Smith SC, Joshi UB, Grabowsky M, Selanikio J, Nobiya T, Aapore T. Avaliação dos mosquiteiros após 38 meses de utilização doméstica no noroeste do Gana. The American journal of tropical medicine and hygiene. [Internet] 2007 [2016 Jun 22];77(6_Suppl):243-8.doi: https://doi.org/10.4269/ajtmh.2007.77.243
20. Mejia P, Teklehaimanot HD, Tesfaye Y, Teklehaimanot A. Estado físico dos mosquiteiros Olyset® após cinco anos de utilização na zona rural ocidental do Quénia. Malaria Journal. [Internet] 2013[cited Jul 28] Dec 1;12(1):158. Disponível em: https://malariajournal.biomedcentral.com/track/pdf/10.1186/1475-2875-12-158?site=http://malariajournal.biomedcentral.com
21. Pulkki-Brannstrom AM, Wolff C, Brannstrom N, Skordis-Worrall J. Cost and cost effectiveness of long-lasting insecticide-treated bed nets-a model-based analysis.

Cost Effectiveness and Resource Allocation [Custo-eficácia e afetação de recursos]. [Internet] 2012 [citado 2016 Dez 12]Abr 4;10(1):5.doi:10.1186/1478-7547-10-5
22. Organização Mundial de Saúde. Relatório Mundial sobre a Malária 2010, Genebra: Organização Mundial de Saúde.
Organização;2010.

APÊNDICES

Apêndice 1: Questionário para avaliar o prazo de validade dos MILDA julho de 2016

Número de identificação I I ___ I ___ I (**a preencher pelo responsável**)

0.1 Nome do entrevistador...

0,2 Data ____ III Mês ________ III Ano _________ IIIII

0,3 Aldeia ____ II

0,4 Número de agregados familiares no registo III

A preencher pelo supervisor no final

0,7 Responsável pela proteção de dados Código III

Comentários ____

Confirmo que o questionário está completo.

Data: ___ III/III/IIIII

Nome I ____

AssinaturaI ____

A preencher pelos responsáveis pela recolha de dados no momento da entrada

Responsável pela introdução de dados 1 Responsável pela introdução de dados 2 (**Assinalar a casa correspondente**)

Data I__I__I/I__I__I/I__I__I Data I__I__I/I__I__I/I__I__I/ I__I__I__I__I

Entrada __________________________ de dados da assinatura

_____________________________________ 1Entrada de dados da assinatura 2 _____

SECÇÃO1

No.	Questions and Filters	Coding Categories	Answer (enter codes)
1.1	Who is responding to the questions?	1=yes 0=No	Head of household I___I User of net I___I Parent or guardian of user(s) of net I___I

			Other adult in household I____I
1.2	What is the highest level of education of head of the household?	1….None 3….Primary 4....Secondary 5….Tertiary 6….Other, **specify**	I____I Other ________________ ____
1.3	What is the principal household source of drinking-water?	1….Protected Swallow well 3….Unprotected well 4…. Borehole 5…. Protectedwell 8…. Tap water 9…River 10…Spring 11…Other	I____I Other ________________ –
1.4	How many people slept in your household last night?		Adults > 15 years I____I____I 5–15 years I____I____I < 5 years I____I____I
1.5	How many sleeping places were used last night in your household? *(including sleeping places outside and temporary spaces)*		I____I____I
1.6	How many mosquito nets does your household received during mass distribution? ***(Probe for any nets***		I____I____I

	currently not in use: stored, saved, still in packaging)		
`1	Of the total number of LLINs, how many are still available for use? ***(Observe)***		I___I___I
1.8	**If some not available**, what are the reasons for LLIN loss?	1....Net was damaged and thrown away 2....Net was given away to others 3....Net was stolen 4....Net was sold 5....Net is being used in another location 6....Net is being used for another purpose 7...Other, specify	I___I Other ______________
1.9	How many months ago did this net become unavailable for sleeping under in the household?	1...0–6 months 2...> 6 months 9...Don't know	I___I
Section 2: LLIN use and handling (Randomly select one LLIN available and ask for verification observation outside the house).			
2.1	Has this net ever been used for sleeping under?	Yes No **End questionnaire**	I___I
2.2	Was this LLIN slept under this night?	yes No **Skip to Q.4.1**	I___I
2.3	How many adults (> 15 years) slept under this net last night?		I___I
2.4	How many children 5–15 years slept under this net last night?		I___I
2.5	How many children < 5		I___I

	years slept under this net last night?		
2.6	Has this net ever been used over the following types of sleeping places?	1…Yes 0…No	Reed mat I____I Cut bamboo I____I Grass I____I Foam mattress I___I Wooden bed frame (finished) I____I Wooden bed frame (sticks) I____I Metal bed frame I___I Bare floor or ground I____I Other, specify I____I ________________ ____________
2.7	Do you tuck the net in at night?	1….Yes 0….No 9….Don't know	I____I
2.8	Has the net ever been washed?	1….Yes 0….No **Skip to Q.4.1** 9….Don't know **Skip to Q.4.1**	I____I
2.9	When was the last time you washed the net?	1…1 week ago 2….1 week to 1 month ago 3….1–3 months ago 4….3–6 months ago 5….> 6 months ago 9….Don't know	I____I

2.10	What type of soap was used?	1….None 2….Local bar soap 3….Detergent powder 4….Mix (bar and detergent) 5….Bleach 9….Don't know	I____I
2.11	How long did the net soak for?	1….Did not soak the net 2….< 1 h 3…..> 1 h 9….Don't know	I____I
2.12	Was the net scrubbed hard or beaten on a hard surface (e.g. rocks, with sticks)?	1….Yes 0….No 9….Don't know	I____I
2.13	Where was the net dried?	1….Outside in the sun 2….Outside in the shade 3….Inside 9….Don't know	I____I
Section 3: LLIN condition.			
3.1	Have any new holes appeared in this LLIN that you are aware of?	1….Yes 0….No 9….Don't know	I____I
3.2	What caused these new holes?		Tore when caught on an object I____I split when caught on an object I____I Was burned I____I Was caused by animals I____I In another way I_____I, specify

			________________ __________ Don't know I____I
3.3	How is the net found?	1.... Hanging loose over sleeping place 2....Hanging tied in knot 3....Hanging folded 4....Visible but not hung up 5....Stored away	I____I
3.4	What type of sleeping place is the net hanging over?	1....Reed mat 2....Cut bamboo 3....Grass 4....Foam mattress 5....Wooden bed frame (finished) 6....Wooden bed frame (sticks) 7....Metal bed frame 8....Nothing 9....Other, specify	I____I Other ________________ __________
3.6	What is the principal type of flooring in the room where the net is found/used?	1....Soil or sand 2....Wood, palm, bamboo 3....Cement (including vinyl) 4....Cement 5....Carpet 6....Other	I____I Other ________________ _____
3.7	What are the walls of the room in which the net is found made of?	1....Mud brick 2....Mud with wood frame 3....Concrete 4....Twigs	I____I____I Other ________________ __________

		5....Wood 6....Straw 7....Bamboo 8....Corrugated iron 9....Lime-plastered 10....No walls (used outside) 11... Other, specify	
3.8	What is the roof or ceiling of the room in which the net is found in made of?	1....Grass thatch 2....Corrugated iron 3....Concrete 4....Reed mats 5....Wood 6....Tiles 7....Other, specify	I____I Other ________________ _________
3.9	Do you use an open flame for cooking, heating or lighting where the net is found?	1....Yes 0....No	Wood fire I____I Charcoal fire I____I Wax candle I____I Oil lamp with a glass I____I Oil lamp without glass I____I Other, specify I____I ________________ ____________
3.10	What types of holes are observed?		Horizontal tears at bottom I____I Holes at hanging points I____I Open seams I____I Burn holes I____I Holes from rodents

			I___I Whole section missing I____I
3.11	Number of holes of size 1	Less than size of thumb (0.5–2 cm)	Roof I___I___I Upper I___I___I Lower I___I___I Seams I___I___I
3.12	Number of holes of size 2	Larger than thumb, smaller than fist (2–10 cm)	Roof I___I___I Upper I___I___I Lower I___I___I Seams I___I___I
3.13	Number of holes of size 3	Larger than fist, smaller than head (10–25 cm)	Roof I___I___I Upper I___I___I Lower I___I___I Seams I___I___I
3.14	Number of holes of size 4	Larger than head (> 25 cm)	Roof I___I___I Upper I___I___I Lower I___I___I Seams I___I___I
3.15	Number of holes repaired		Stitched I___I___I Knotted I___I___I Patched I___I___I

Apêndice 2: Questionário em chichewa para avaliar a durabilidade dos MILDAs

No.	Funso	Zoyembekezela pa Funso	Yankho
1.1	Amene akuyankha mafunso ndi ndani pankhomopo	1=Eya 0=Ayi	Mutu wa Banja I____I Ogwiritsa ntchito ukonde I____I Nkholo kapena woyang'anila wogwiritsa ntchito ukonde I____I Wankulu wina aliyense I____I
1.2	Mutu wabanja analekeza pati sukulu?	1….Sadapite kusukulu 3….pulayimale sukulu 4....Sekondale sukulu 5….Kupitilira Sekondale 6….Zina, Longosolani	I____I Zina ____________________
1.3	Malo amene mumatungako madzi akumwa ndi kuti(kawirikawiri/odaliri ka)?	1….Chitsime Chotetezedwa 3….Chitsime chosatetezedwa 4….Mjigo 5….Chistime chotetezedwa 8….Mpopi 9…Msinje 10…Kasupe 11…Zina	I____I Zina ____________________ —
1.4	Usiku wapitau pakhomo pano panagona anthu		Akulu oposa zaka Khumi ndi zisanu

	angati?		I___I___I Zaka zisanu kufika khumi ndi zisanuI___I___I < Kuchepela zaka zisanu I___I___I
1.5	Malo Ogona ndi angati? *(Kuphatikiza gowelo ndi ena)*		|___|___I
1.6	Panthawi yogawa maneti ogonamo munalandila maneti angati? ***(Fufuzani maukonde omwe asungidwa)***		|___|___I
1.7	Ndimaneti angati amene akadalipo akugwila ntchito? ***(Onetsetsani)***		|___|___I
1.8	**Ngati ina kapena ena funsani chifukwa chosowela** (Pangani maele ngati ndi awiri kapena kupitilira ndi kufunsa za ukonde umodzi)?	1….Net inatha ndipo inataidwa 2….Inapelekedwa kwa ena 3….Inabedwa 4….Inagulisidwa 5….Ikugwirisidwa ntchito kunymba ina 6….Ikugwiridwitsa ntchito zina 7…Zifukwa zina Longosolani	I___I Zifukwa zina longosolani ____________________ ___
1.9	Papita Miyezi ingati chisowele Neti inemeneyi?	1…Miyezi 0–6 2…Miyezi yoposa 6 9…Sindikuziwa	I___I

		Za neti yosowa Zathelapomwepa	
Gawo Lachiwiri: masamalidwe a neti (Ngati pali maneti oposa imodzi pangani maele kuti musankhe imodzi ndi kuti muiwone panja pa nyumba).			
2.1	Neti imeneyi inagwiritsidwapo ntchito pogonamo?	Eya Ayi= **Mafunso athele pomwepa**	I___I
2.2	Neti imeneyi inagwira ntchito usiku wapitau?	Eya Ayi = **Pitani ku .4.1**	I___I
2.3	Ndi anthu angati oposela zaka khumi ndi zisanu (> 15) anagona munetiyi usiku wapitau?		I___I
2.4	Ndi anthu angati a zaka zisanu mpaka khumi ndi zisanu (5–15) anagona munetiyi usiku wapitau?		I___I
2.5	Ndi anthu angati ochepela zaka zisanu (< 5) anagona munetiyi usiku wapitau?		I___I
2.6	Kodi netiyi inagwilisidwapo ntchito m'malo awa ogonapo?	1...Eya 0...Ayi	Mphasa I___I Nsungwi zodula I___I Udzu I___I Matilesi I___I Bedi ya matabwa yokutha I___I Bedi ya amatabwa yosatha I___I Bedi yazitsulo I__I Pasi posayala kalikonseI____ I

			Zina, Longosolani I_ __I ___________ ____
2.7	Kodi mumapisila netiyi usiku pogona?	1....Eya 0...Ayi 9....Sindikuziwa	I___I
2.8	Netiyi inachapidwapo?	1....Eya 0....Ayi **pitani ku 4.1** 9....Sindikuziwa pitani ku **4.1**	I___I
2.9	Ndiliti pamene inachapidwa komaliza netiyi?	1...sabata imodzi yapita 2....Pakati pa sabata ndi mwenzi 3....Mwenzi umozi mpaka miyezi itatu 4....Itatu Mpaka isanu ndi umodzi 5...Kuposa miyezi isanu ndi umodzi 9....Sindikuziwa	I___I
2.10	Anagwilitsa ntchito sopo wanji?	1....Palibe 2....Sopo wopaka 3....Sopo waufa 4....Wa ufa ndi opaka 5....Wamadzi kapena phala 9....Sindikuziwa	I___I
2.11	Netiyi inanyikidwa nthawi yayitali bwanji?	1....Sinanyikidwe 2....Kuchepela ola limozi 3.....kipitilira ola limozi 9....Sindikudziwa	I___I
2.12	Kodi netiyi pochapa inamenyesedwa pamwala?	1....AYA 0....AYI	I___I

		9....Sindikuziwa	
2.13	Netiyi inayanikidwa potani itachapidwa?	1....Panja pazuwa 2....Panja panthunzi 3....Nyumba 9....Sindikuziwa	I____I
Gawo lachitatu.			
3.1	**M'mezi yapitayi** , mwaonako mauna atsopano munetiyi amene mukuziwa?	1....Eya 0....Ayi **Pitani Ku 3.3** 9....Sindikuziwa **Pitani Ku 3.3**	I____I
3.2	Mauna amenewa ndi chiyani chanaboola?	1....Eya 0....Ayi	Inakola ku chinthu I____I Kupysa I____I Zinaboola ndi nyama I____I Ana I____I Zifukwa zinaI_____I, Zitchuleni ____________________ Sindikuziwa I____I
3.3	Netiyi panopa inali yotani?	1.... Inali yokunga pamalo ogona 2....Yomangidwa pamwamba (Yokunga) 3....Yokunga koma yopinda 4....yosakunga koma inali powonwka 5....Inasungidwa posaoneka	I____I
3.4	Netiyi yakungidwa pamalo	1....Mkeka/mphasa	I____I

	ogona otani?	2....Msungwi zodula 3....Pa udzu 4....Matilesi 5....Bedi la matabwa 6....Bedi la mitengo (sticks) 7....Bedi lazitsulo 8....Popanda Kanthu 9....Lopangidwa ndi zina, Longosolani	Zina ________________ ________
3.6	Kodi pansi nchipinda momwe munali netiyi ndimopangidwa ndi chani?	1....Dothi kapena Mchenga 2....mitengo,Nsungwi 3....Simenti nkuyala pasitiki (Vinyl) 4....Simenti yokha 5....Kalapeti 6....Zina	I___I Zina ________________ ____
3.7	Khoma lachipindachi ndilopangidwa ndichani?	1....Njelwa/Zidina 2....Dothi koma Lamitengo 3....Konkileti 4....Tsekela 5....Mitengo/matabwa 6....Udzu 7....Msungwi 8....Malata 9....Lopaka laimu 10....Popanda khoma 11... Zina, longosolani	I___I___I Zina ________________ ________
3.8	Denga lachipindachi ndi lopangidwa ndi chani?	1....Udzu	I___I

		2….Malata 3….Konkileti 4….Bango 5….Matabwa 6….Tiyilosi 7….Zina, longosolani	Zina ________________ ________
3.9	Mumagwiritsa ntchito moto pophikila kuotha kapena kuwunikila nchipinda momwe mukupezeka netiyi ?	1….Eya 0….Ayi	Moto wakhuni I___I Wamakala I___I Wakandulo I___I Nyali ya galasi I___I Nyali Yopanda galasi I___I Zina, longosolani I___I ________________ —
3.10	Mtundu kapena maonekedwe a mabowo awonedwa?	1….EYA 0….AYI	Kung'ambika kopingasa netim'musiI___I Kung'ambika malo omangila neti I___I Kung'ambika molumikizilaI___I Kupsya I___I Makoswe kudya I___I Kuzomoka kwa neti I___I
3.11	Kuchuluka kwa mabowo gulu loyamba (1)	Kuchepela kukula kwa chala(0.5– 2 cm)	Pamwamba I___I___I M'mwamba

			I___I___I M'musi I___I___I Molumikizila I___I___I
3.12	Kuchuluka kwa mabowo gulu lachiwiri (2)	Kukula kuposa chala ndi kuchepela chibagela (2–10 cm)	Pamwamba I___I___I M'mwamba I___I___I M'musi I___I___I Molumikizila I___I___I
3.13	Kukula kwa mabowo a gulu la chitatu (3)	Kukula kuposa chabagela ndi kuchepela mutu (10–25 cm)	Padenga I___I___I M'mwamba I___I___I M'Musi I___I___I Molumikizila I___I___I
3.14	Kuchuluka kwa mabowo a gulu la chinai(4)	Kukula kuposa mutu (> 25 cm)	Padenga la neti I___I___I M'mwamba I___I___I M'musi I___I___I Molumikizila I___I___I
3.15	Kuchuluka kwa maboowo okonzedwa		Kusokedwa I___I___I Kumanga mfundo I___I___I Kuika chigamba I___I___I

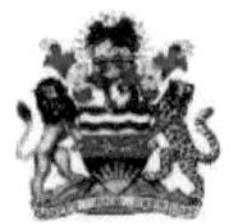

ANNEX 3: Avaliação da durabilidade dos MILDAs - Formulário de consentimento (Inglês)

1. Objetivo do estudo de investigação

Pretendemos avaliar a durabilidade dos MILDA em Ntcheu. Os resultados deverão fornecer ao Ministério da Saúde informações sobre como e quando os MILDA devem ser distribuídos para um controlo eficaz da malária no Malavi.

2. Informações sobre o estudo

O estudo está a ser realizado em aldeias da Autoridade Tradicional de Makwangwala, no distrito de Ntcheu, onde a Concern universal distribuiu MILDAs em grande escala em abril de 2013. O estudo visa agregados familiares selecionados aleatoriamente que receberam REMILDs. O objetivo geral é avaliar a durabilidade dos MILDAs. Especificamente, o estudo avaliará os seguintes objectivos 1) a proporção de MILDA distribuídos que ainda podem ser utilizados em cada agregado familiar, 2) os factores associados à perda de MILDA, o número, 3) a localização e o tamanho dos furos em cada rede (MILDA), e 4) as causas prováveis de danos nos MILDA. Os agregados familiares que beneficiaram da distribuição maciça de MILDA serão selecionados. Será visitado um total de 400 agregados familiares. Os agregados familiares serão selecionados através de uma amostra aleatória simples a partir da base de dados da distribuição em massa de MILDA utilizada em abril de 2013. Em cada agregado selecionado, o enumerador pedirá consentimento antes de prosseguir com o estudo. Um adulto com mais de 18 anos que viva no agregado familiar e que não seja um visitante será questionado sobre a disponibilidade, utilização e estado dos MILDAs e, no final, todos os MILDAs serão verificados quanto a etiquetas e rótulos para determinar a sua origem e número de orifícios. Antes desta recolha de dados, foram realizadas sessões de sensibilização nas aldeias selecionadas para informar as pessoas sobre esta visita. As entrevistas serão efectuadas em Chichewa.

Obteve-se autorização das autoridades distritais, tais como o Comissário Distrital e o Diretor Distrital de Saúde. Também foi obtido o consentimento dos participantes antes de se proceder à entrevista. É pedido a cada inquirido que confirme o seu consentimento voluntário através da assinatura ou da impressão do polegar. Os participantes que se recusarem a participar no estudo não serão incluídos em futuras distribuições. As informações recolhidas serão guardadas de forma segura numa cabina fechada à chave. Os líderes tradicionais foram contactados antes de visitarem o agregado familiar. Os questionários serão pré-codificados com números de identificação para garantir a confidencialidade. Foi também obtida a aprovação ética do Comité de Ética para a Investigação da Faculdade de Medicina (COMREC).

3. O que vamos fazer

Hoje estamos a perguntar a alguns membros do agregado familiar se gostariam de participar neste estudo. Se concordarem em participar, faremos algumas perguntas sobre a utilização e os cuidados a ter com os vossos MILDAs. Também iremos examinar os seus MILDAs para verificar o seu estado. Prevemos que isto demore cerca de 20 a 30 minutos do seu tempo.

4. Vantagens possíveis
Não há qualquer benefício direto para si ou para qualquer membro desta família. No entanto, os resultados deste estudo ajudar-nos-ão a aprender como melhorar o tempo de distribuição de REMILDs no Malawi.

5. Riscos potenciais
Esta ação não acarreta quaisquer riscos, uma vez que os MILDA são devolvidos após a auditoria.

6. Proteção e confidencialidade dos dados
A sua identidade e as suas respostas serão tratadas de forma confidencial. Receberá um código especial da nossa parte. Introduziremos este código no computador e registá-lo-emos nas suas respostas. NÃO introduziremos os vossos nomes no computador. Apenas a equipa do estudo terá acesso aos dados. O seu nome NÃO será utilizado na análise dos dados e não aparecerá em nenhum relatório.

7. O seu direito de participação, recusa ou anulação
A decisão de participar ou não neste estudo é da sua inteira responsabilidade. Se decidir não participar, isso não terá consequências negativas. Continuará a receber os MILDAs no futuro.

8. Custos e remuneração pela participação no estudo
A participação no estudo é gratuita para si. A participação no estudo também é gratuita.

9. Informações de contacto para perguntas
Se tiver alguma dúvida sobre este estudo ou se sentir que foi prejudicado pela sua participação neste estudo, pode contactar o Sr. Thomas Makwinja no gabinete da Concern Universal - Ntcheu, através do número 01 235 620. Este estudo de investigação foi revisto e aprovado pelos Comités de Ética do Malawi College of Medicine. Se tiver dúvidas sobre os seus direitos enquanto participante no estudo ou se pretender obter mais informações, pode contactar o Administrador do Comité de Ética da Faculdade de Medicina através do número 01 871 911 Ao assinar ou imprimir o polegar abaixo, está a concordar voluntariamente em participar neste estudo de investigação.

<table>
<tr><td colspan="2" rowspan="2">The above has been explained to me and I voluntarily agree that I will take part in the study. I understand that I am free to choose whether I will participate and that saying "NO" will have no negative effects for me. I also know that there will be no negative consequences should I say "NO".</td><td colspan="2">If you agree, circle "YES," if you do not agree, circle 'NO'.</td></tr>
<tr><td>YES</td><td>NO</td></tr>
<tr><td>Name of person obtaining consent</td><td>Name:</td><td>Signature:</td><td>Date:</td></tr>
<tr><td>Name of person obtaining consent</td><td>Name:</td><td>Signature:</td><td>Date:</td></tr>
</table>

*O participante pode assinar ou fazer uma impressão digital do polegar e declarar o seu consentimento verbalmente na presença de uma testemunha que assina de seguida.

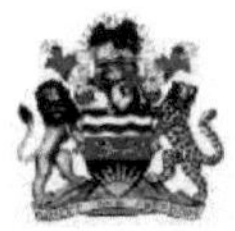

ANNEX 4: Avaliação da durabilidade dos MILDAs - Declaração de consentimento (Chichewa)

1. **Cholinga cha kafukufuku**

Tikufuna kuti tidziwe mmene maneti omwe munalandila mchaka cha 2013 alili pakadali pano. Zotsatira zake zizathandiza kudziwitsa a unduna wa za umoyo mmene angapitisire patsogolo chithandizo cha chogawa maneti pofuna kuteteza malungo.

2. **Uthenga wokhuza kafukufuku**

Kafukufukuyu achitika midzi ya mdela la mfumu yayikulu Makawangwala kuno ku Ntcheu. Makamaka manyumba amene analandila masikito aulele mchaka cha 2013 ndi bungwe la Concern universal.Manyumba amenewa azasakhidwa mwa mwayi pa mndandanda wa kaundula wogawila masikito.Cholinga chachikulu ndi kufuna kuona ngati manatiwa adakalipo kufikila lero. Komanso tizaonanso tizafunsanso zifukwa zomwe zikupangitsa kuti maneti asafike lero, Kuchuluka kwa mauna mumasikito amene alipo ndisno chomwe chikupangitsa mauna amenewa. Kafuku ameneyu tifunsa manyumba 400 ndipo mafunso azakhala mchichewa.Pankhomo losankhidwa munthu wankulu amene adzapezeka panthawiyo adzapeleka chilolezo kuti tifunse mafunso.Uthenga uzapelekedwa za kubwela kwa anthu ozafunsa mafusowa kafukufuku asanayambe. Chilolezo chatengedwa kwa bwana nkubwa wa boma lino ndinso mkulu wa zaumoyo kuchipatala komanso afumu amudzi uno anauzidwa za kufika kwathu. Aliyense woyakha mafusowa azapephedwa ku dinda chala ngati salemba kapena ku sayina papepala ya mafunso kusonyeza kuti wavomeleza mosakakamizidwa palibe vuto lomwe lidzabwele chifukwa choti munthu wakana kutenga gawo pakafukufukuyu. Mayankho onse azasungidwa mwachimsisi ndipo pa mapepala amayakho sipazaledwa zina la wina aliyense.

3. **Zomwe tipange**

Ngati inuyo mungabvomere ndiye kuti tikufunsani mafunso pang'ono okhuza maneti. Tipemphanso kuti tionenawo maneti anu kuti akuoneka bwanji pakadali pano. Zokambirana zathu zitenga pafupifupi mphindi 20 kapena 30.

4. **Cholowa**

Palibe cholowa chilichonse kwa inu kapena banja lanu polowa kafukufukuyu komabe zotsatira zidzathandiza kuwona momwe maneti angagawidwile mtsogolo muno.

5. **Zobvuta zomwe zingakhalepo**

Palibe chovuta china chilichonse chomwe chingabwele chifukwa chotenga nawo mbali pakafukufukuyu.

6. **Chinsisi**

Dzina ndi mayankho anu asungidwa mwachinsinsi. Tilemba nambala ya chinsinsi papepala la mayankho anu. Nambala imeneyi ndi yomwe ilowetsedwe mu makina a computa ndipo ndi yomwe ilembedwe papepala lamafunso . Maina anu salembedwa mukompyuta. Ndi okhao amene akupanga kafukufuku omwe adzitha kuziwa ndi kuwona mayankho anu mukomputa. Dzina lanu silituluka pali ponse angakhale pa lipoti la kafukufukyu.

7. Ufulu wanu kubvomera, kukana kapena kusintha maganizo

Ziri ndi inu kubvomera, kapena kukana kupanga nawo kafukufukuyu. Mukakana kulowa nawo muzalandila chithandizo cha maneti kusogoloko.

8. Malipiro

Palibe ndalama zapadera zoti mulipire polowa mukafukufukuyu komanso palibe malipiro omwe mulandire mukafukufuku.

9. Komwe mungafunse mafunso

Ngati muli ndi mafunso ali wonse wokhuzanandi kafukufukuyu kapena ngati mukuwona kuti inuyo mwapeza zobvuta zina chifukwa chopanga nawo kafukufukuyu mutha kufunsa a Bambo Thomas Makwinja Ku Bungwe la Concern Universal-Ntcheu pa nambala 01 235 620.

Kafukufukuyu wawunikidwa ndi kubvomerezedwa ndi mabungwe owona za ufulu wa anthu otenga mbali mukafukufuku kusukulu ya ma dotolo. Ngati muli ndi mafunso okhuza ufulu wanu ngati wotenga nawo gawo pa kafukufuku kapena mukufuna kudziwa zambiri mutha kuyimbira oyendetsa komiti yoonetsetsetsa za ufulu wa otenga gawo mukafukufuku ku sukulu ya madotolo pa nambala 01871911.

Mukasayina kapena kudinda chala zithandauza kuti mwavomereza kulowa nawo kafukufukuyu mosakakamizidwa.

Lero zalembedwazi zafotokozedwa kwa ine ndipo ndavomereza mwakufuna kwanga kuti ine nditenge mbali pakafukufukuyu. Ndikuzindikira kuti ndiri ndi ufulu kuvomera kapena kukana kulowa nawo. Ndikakana kulowa sindiye kuti pakhala zobvuta zili zonse kwa ine kapena banja langa.		Ngati mwabvomera muchonge pakuti "inde" Ngati mwakana chongani "Ayi"	
		Inde	Ayi
Dzina La wopeleka chilolezo*	**Dzina:**	**Sayini:**	**Date:**
Dzina la wopempha chilolezo	**Dzina:**	**Sayini:**	**Date:**

*O participante pode assinar ou fazer uma impressão digital do polegar e declarar o seu consentimento verbalmente na presença de uma testemunha, que depois assina.

Índice

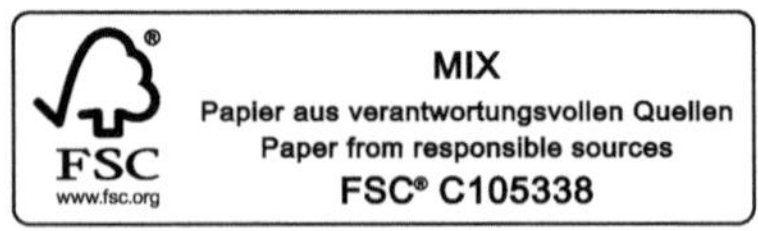

Printed by Books on Demand GmbH, Norderstedt / Germany